"贵州乡村振兴"书系获
贵州出版集团有限公司出版专项资金
资　助

"农村健康生活知识手册"丛书

农村免疫接种知识手册

贵州省疾病预防控制中心 / 编

叶新贵 冯 军 / 主编

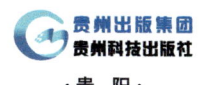
贵州出版集团
贵州科技出版社
·贵阳·

图书在版编目（CIP）数据

农村免疫接种知识手册 / 贵州省疾病预防控制中心编；叶新贵，冯军主编. -- 贵阳：贵州科技出版社，2023.6
（"农村健康生活知识手册"丛书）
ISBN 978-7-5532-1278-4

Ⅰ．①农… Ⅱ．①贵… ②叶… ③冯… Ⅲ．①预防接种－手册 Ⅳ．①R186-62

中国国家版本馆CIP数据核字(2023)第252300号

农村免疫接种知识手册

NONGCUN MIANYI JIEZHONG ZHISHI SHOUCE

出版发行	贵州出版集团　贵州科技出版社
地　　址	贵阳市观山湖区会展东路SOHO区A座（邮政编码：550081）
出 版 人	王立红
经　　销	全国各地新华书店
印　　刷	贵州新华印务有限责任公司
版　　次	2023年6月第1版
印　　次	2023年6月第1次
字　　数	41千字
印　　张	2.25
开　　本	787 mm x 1092 mm　1/32
定　　价	12.00元

"贵州乡村振兴"书系编委会

主　　编：宋宝安

常务副主编：（按姓氏笔画排序）

冉江舟　冯泽蔚　苏　跃　杨光红　何世强　陈嫒嫒　孟平红

副 主 编：（按姓氏笔画排序）

刘　涛　许　杰　李正友　杨　文　余金勇　张效平　胡远东
曹　雨　戴　燚

编　　委：（按姓氏笔画排序）

王家伦　文晓鹏　邓庆生　石　明　冉江舟　付　梅　冯泽蔚
吕立堂　朱国胜　乔　光　任　红　刘　涛　刘　锡　刘　镜
许　杰　苏　跃　李　敏　李正友　李祥栋　杨　文　杨光红
何世强　余金勇　余常水　邹　军　宋宝安　张　林　张文龙
张廷刚　张依欲　张效平　张福平　陈　卓　陈泽辉　陈嫒嫒
孟平红　赵大琴　胡远东　钟　华　钟孟淮　姜海波　姚俊杰
秦利军　曹　雨　龚　俞　章洁琼　董　璇　曾　涛　雷　阳
蔡永强　燕志宏　戴　燚

"农村健康生活知识手册"丛书编委会

主　编： 杨光红　刘　涛
副主编： 李进岚　周光荣　叶新贵　郭　华
编　委： （按姓氏笔画排序）

王艺颖　韦　杰　叶新贵　冯　军
吉　维　朱　玲　任豫晋　向　杰
刘　涛　刘　浪　李进岚　李海蛟
杨　静　杨光红　吴延莉　吴明军
何昱颖　余丽莎　余昭锐　汪姜涛
宋鸿碧　张　佼　张　骥　张益霞
陈　琦　陈慧娟　罗成功　周　婕
周亚娟　周光荣　赵否曦　胡远东
姚蕴桐　贺瑶瑶　徐莉娜　郭　华
蒋茂林　嵇云鹏

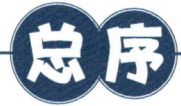

总序

"贵州乡村振兴"书系诞生于如火如荼实施的乡村振兴战略大背景之中,从立意、策划、约请作者、编辑书稿、整体设计,直至当前首批成果即将付梓,时间已过去三年。三年中,书系历经多次思路的调整和具体方案的修改,人事也多有变更,但书系所有参与者为乡村种植、养殖产业发展提供技术服务,为乡村生态文明建设提供价值引领,为乡村振兴取得新成果进行总结与宣传的"初心",迄今没有改变。

编辑出版"贵州乡村振兴"书系,主要目的是让最前沿的科学知识和成熟的实用技术尽快转化为解决实际问题的要素和生产力提升的推进器。伴随着"贵州乡村振兴"书系抵达田间地头,实用知识和技术"飞入寻常百姓家"。在中国这样有着悠久历史的农业大国,农业科学技术日新月异,不断地推动着种植业、养殖业的发展;与此同时,我国是人口大国,为人民健康保驾护航的医学同样发展迅速。快速发展意味着科学知识、实用技术更新迭代的加快,只有使用最新的成熟技术和知识,才能为贵州产业发展、生态环保、健康生活提供保障,满足广大群众的期盼和渴求。书系中的各个板块,都力图将相关领域最新科学知识和技术化繁为简、化难为易,让阅读该书的广大群众尽快掌握和运用。

在形式上,书系以图文搭配、图文互彰的活泼形式,让严谨的科技知识更易被普通群众接受。书系的主要服务对象为活跃在田间地头的科技特派员、村里的种植户与养殖户(包括合作社、公司等负责人)、农村特殊人群(如患常见疾病的病人、职业病病人、孕产妇、老年人、儿童等)、驻守一线的村干部、返乡大学生、农技员等,如何将正确的理念、前沿的知识、优秀的技术"接地气"地传达给他们,经调查研究、试验、甄别,参考优秀"三农"图书,最终,我们采用科普读物、学术专著兼具,但对科普有所偏重的组织架构。其中,科普读物采用清晰明了的图片、图示配合简明易懂的文字这一出版形式:文字简洁,可以让读者直接抓住实用知识和信息,不走弯路,节省时间;清晰的图片、图示,既可将方块字、数据蕴含的信息可视化,又能丰富和补充文字信息,甚至能呈现由于文字自身的模糊性而无法清楚传递的信息。活泼的设计也有助于调节视觉疲劳和阅读节奏,让纯粹以获取知识和技能、解决问题和困难为目的的阅读不再枯燥乏味。此外,书系中大部分图书采用了口袋书设计,便于携带。

书系的作者,都是在相关领域有扎实的专业知识的。在种植、养殖板块,我们邀请了从事教学和研究多年的专家,以及长期深入田间地头指导具体操作的科技特派员和农技员;在健康板块,作者都从医多年,对于农村人群健康素养水平的提升、常见疾病的防治等经验丰富;在农村"五治"(治垃圾、治厕、治水、治房、治风)板块,我们邀请了从事规划和教学的专家……总之,书系作者既对自己研究的领域有扎实研究,又熟悉贵州的气候、资源禀赋、地形地貌等,与此同时,他们还十分了解这片土地上生活着的人们内心的期待和需求,有着以自身所学所研回馈这片土地的质朴赤子情,也有着"将论文写在大地上"的奋斗精神。

"贵州乡村振兴"书系目前包含"生态农村建设系列"丛书、"农村健康生活知识手册"丛书、"茶叶栽培加工技术手册"丛书、"特色中药材种植养殖技术手册"丛书、"林木作物、农作物种植技术手册"丛书、"畜禽养殖技术手册"丛书、"水产生态养殖技术手册"丛书、"农技员培训系列"丛书等。随着乡村振兴战略的实施,我们也将适时新增板块,以配合和助力贵州乡村振兴的强力推进。当然,虽名为"贵州乡村振兴"书系,主要是为配合贵州乡村振兴工作而策划,但也适用于国内其他部分省(区、市)。

贵州曾是全国脱贫攻坚主战场,当前则是全国乡村振兴战略实施的主战场,统筹城乡一体化发展的任务十分艰巨。

希望"贵州乡村振兴"书系的推出,可以切实助力于"新型工业化、新型城镇化、农业现代化、旅游产业化"目标的实现,乃至助力于全面建成社会主义现代化强国和实现中华民族伟大复兴。

是为序。

中国工程院院士
贵州大学校长 宋宝安
2023 年 3 月

序

  提升农村群众健康素养水平是实施乡村振兴战略的重要前提,是农村经济社会发展的重要基础,是巩固拓展脱贫攻坚成果的重要保障。2021年,中央一号文件《中共中央 国务院关于全面推进乡村振兴加快农业农村现代化的意见》专门提出:全面推进健康乡村建设,加强妇幼、老年人、残疾人等重点人群健康服务,加强对农村留守儿童和妇女、老年人以及困境儿童的关爱服务。2022年,《国务院关于支持贵州在新时代西部大开发上闯新路的意见》(国发〔2022〕2号)进一步提出:推进健康贵州建设,提升基层卫生健康综合保障能力。2023年,《中共中央 国务院关于做好2023年全面推进乡村振兴重点工作的意见》提出:加强农村老幼病残孕等重点人群医疗保障,最大限度维护好农村居民身体健康。

  我国现有5亿多农村人口,其中外出务工人员,以及留守老人、留守儿童等特殊人群占很大比例。贵州省疾病预防控制中心的监测数据显示,贵州农村人群的死亡率高于全国及西部平均水平,因慢性病导致的死亡人数占农村全部死亡人数的84.0%。2018年,贵州农村居民接受健康体检的比例仅有32.2%,低于城市地区比例(41.0%),而高血压、糖尿病等慢性病的患病率,农村与城市已没有差异。

  如何做好巩固拓展脱贫攻坚成果和乡村振兴的有效衔接,如何推进健康乡村建设，开展健康知识的普及与宣传，增强农村群众的文明卫生意识和健康素养水平，是巩固拓展健康扶贫成果、实施乡村振兴战略的重要课题。

欣闻"贵州乡村振兴"书系即将出版，其中由贵州省疾病预防控制中心牵头编写的"农村健康生活知识手册"丛书以图文并茂的形式，围绕当前农村地区的常见病、多发病以及广大农村群众关心的健康问题，不仅介绍了高血压、糖尿病等常见病的防治知识，老年人、儿童、孕产妇等重点人群的健康管理方法，农村常见毒蘑菇识别要点，农村常见意外伤害、自然灾害防治知识等，还对农村群众就业、就医中急需的职业病防治、医保政策要点以及合理用药、免疫接种、膳食营养等知识进行了科普宣传，内容深入浅出，文字通俗易懂，契合农村群众的实际需要。这种形式的健康科普非常符合世界卫生组织提出的"将健康融入所有政策（Health in All Policies，HiAP）"的方针，必能为提升广大农村群众的健康素养水平发挥积极的作用。

衷心祝愿阅读该丛书的广大农村群众，更加健康，更加幸福！

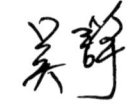

2023年2月1日

（吴静为中国疾病预防控制中心慢性非传染性疾病预防控制中心主任，研究员）

目　录

第一篇　**什么是疫苗?** …………………　01

第二篇　**国家疫苗政策有哪些?** …………　07

第三篇　**疫苗接种知识有哪些?** …………　11

第四篇　**疫苗可预防的疾病有哪些?** ……　17

第五篇　**狂犬病免疫预防如何做?** ………　33

第六篇　**疫苗接种有哪些常见问题?** ……　41

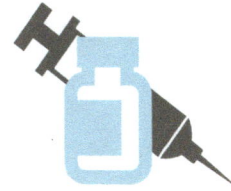

第一篇

什么是疫苗？

疫苗接种

疫苗的发明和疫苗接种是人类最伟大的公共卫生成就之一。疫苗接种是防控传染病最简便、最有效的手段。疫苗接种的普及,避免了无数儿童的残疾和死亡。

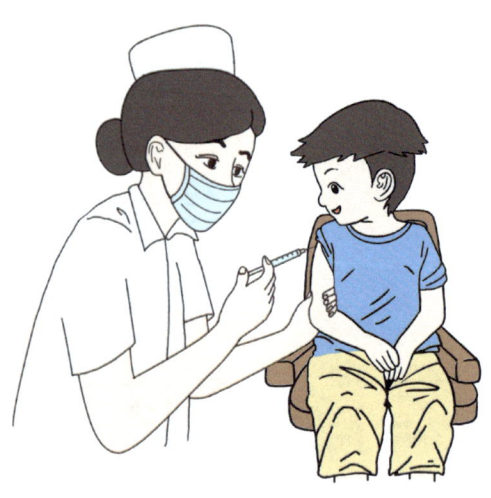

什么是疫苗?

疫苗

疫苗是一种特殊的药品。《中华人民共和国疫苗管理法》所称的疫苗,指为预防、控制疾病的发生、流行,用于人体免疫接种的预防性生物制品,包括免疫规划疫苗和非免疫规划疫苗。

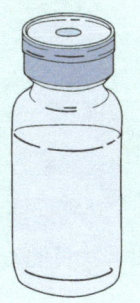

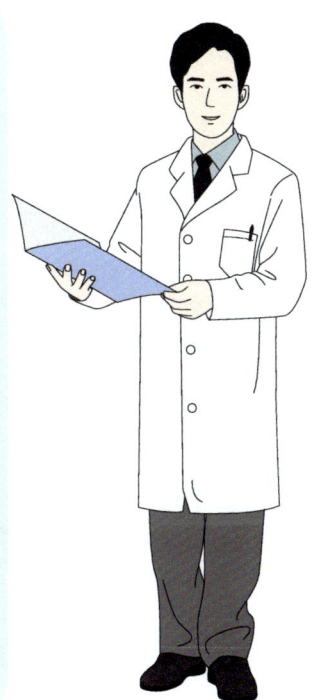

疫苗分类

免疫规划疫苗 ★

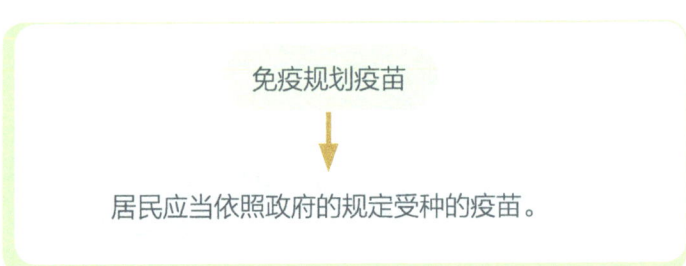

免疫规划疫苗
↓
居民应当依照政府的规定受种的疫苗。

非免疫规划疫苗 ★

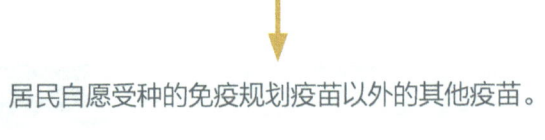

非免疫规划疫苗
↓
居民自愿受种的免疫规划疫苗以外的其他疫苗。

疫苗的成分

第二篇

什么是疫苗？

主要成分 ★

> 疫苗主要成分指各种减毒或灭活的病毒、细菌、类毒素。

	人用狂犬病疫苗

主要成分为灭活狂犬病毒

其他成分 ★

疫苗其他成分主要包括：
★增强疫苗免疫效果的氢氧化铝等佐剂。
★保证疫苗安全性和有效性的山梨醇等稳定剂。
★防止细菌生长的防腐剂。

吸附无细胞百白破联合疫苗

含疫苗其他成分如氢氧化铝佐剂

第二篇

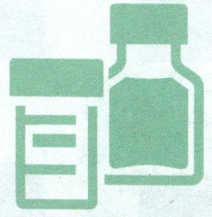

国家疫苗政策有哪些？

《中华人民共和国疫苗管理法》自2019年12月1日起施行,也就是说,疫苗接种既安全又有法律保障,可放心接种。

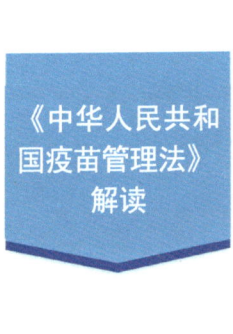

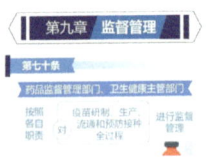

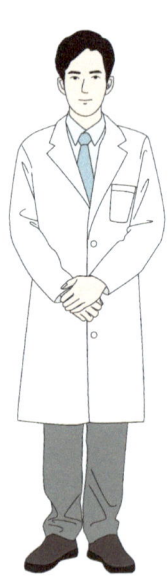

国家疫苗政策有哪些？

政策制度

对于疫苗接种，国家出台了很多好的政策制度，包括免疫规划制度、疫苗全程电子追溯制度、疫苗批签发制度、儿童实行预防接种证制度、预防接种异常反应补偿制度等。

免疫规划制度	疫苗全程电子追溯制度	预防接种异常反应补偿制度
政府免费向居民提供免疫规划疫苗，监护人应当依法保证适龄儿童按时接种免疫规划疫苗。	实现生产、流通和预防接种全过程最小包装单位疫苗可追溯、可核查。	属于预防接种异常反应或者不能排除的，应当及时给予补偿。

农村免疫接种知识手册

免费接种

政府为儿童提供 11 种国家免疫规划疫苗免费接种，可以预防 12 种传染病，记得按时给孩子接种。

记住：贵州省一共要让儿童接种免疫规划疫苗 22 剂次。

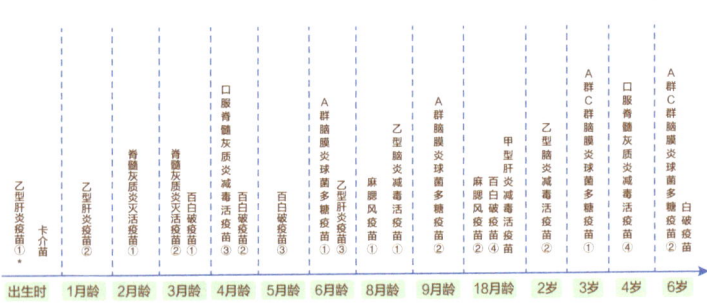

儿童免费接种的国家免疫规划疫苗

* 图中的序号表示该种疫苗接种的针次。

第三篇

疫苗接种知识有哪些?

疫苗接种途径

疫苗接种的途径有肌内注射、皮下注射、皮内注射、口服接种。

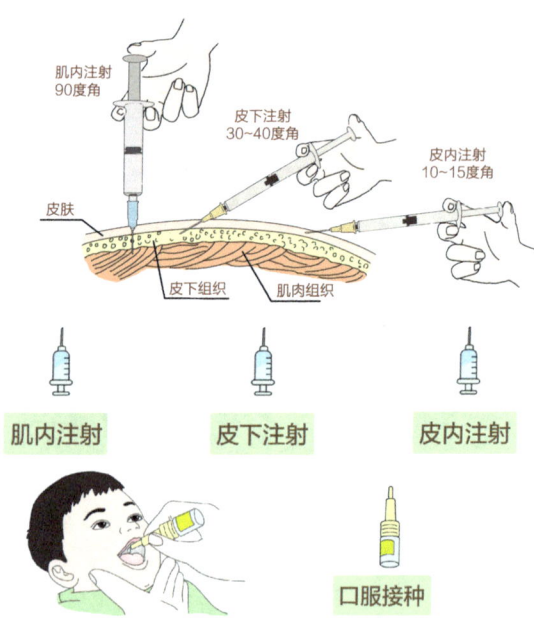

疫苗接种知识有哪些?

疫苗接种地点

贵州省的预防接种门诊标志、门头字体、背景墙、标识、标语、色调都是统一的。一般就近选择社区卫生服务中心或乡镇卫生院给孩子接种。

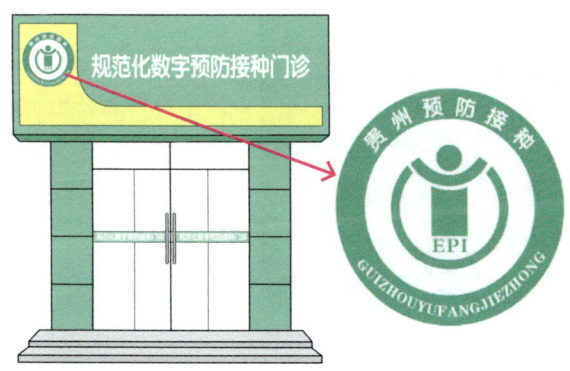

农村免疫接种知识手册

疫苗接种凭证

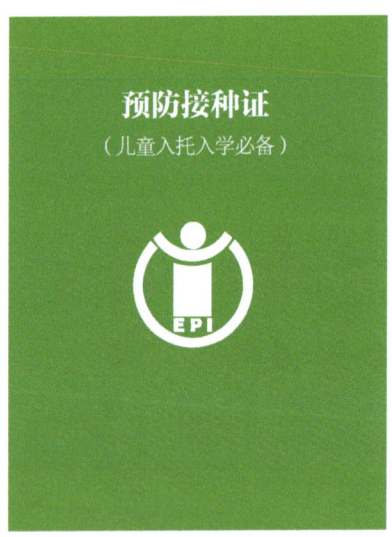

贵州省儿童出生后由助产医院办理接种证，或者一个月内到居住地的接种单位领预防接种证！也可申领电子预防接种证。

这个证是儿童预防接种的凭证，也是儿童上幼儿园、小学及以后就业、出国的身份健康证明之一，务必要保管好。

疫苗接种知识有哪些？

疫苗接种流程

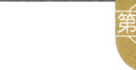

疫苗接种流程包括取号、预检登记、等候接种、接种、留观。

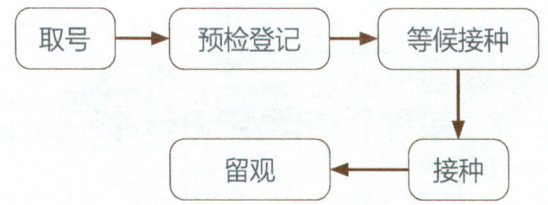

接种完疫苗,不要急着回家哦!接种后应留观30分钟,以便及时处置可能出现的不良反应。

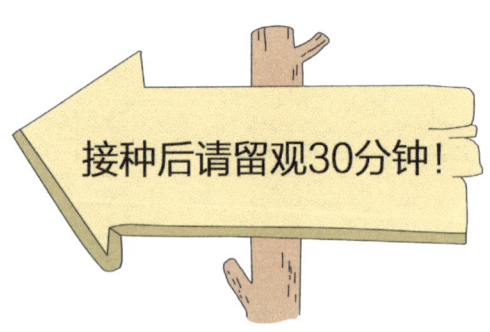

第四篇

疫苗可预防的疾病有哪些？

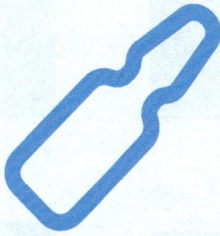

卡介苗——预防结核病

结核病又叫"痨病",是由结核分枝杆菌感染引起的以呼吸道传播为主的传染病。

卡介苗主要预防的是结核性脑膜炎和粟粒性结核。

免费

皮内注射用卡介苗

疫苗可预防的疾病有哪些?

脊髓灰质炎疫苗——
预防脊髓灰质炎

脊髓灰质炎,俗称"小儿麻痹症",是由脊髓灰质炎病毒引起的具有典型麻痹表现的急性传染病,多见于儿童。这种病毒常侵犯中枢神经系统,损害脊髓前角运动神经细胞,导致肢体松弛性麻痹。

`免费`

Sabin株脊髓灰质炎灭活疫苗

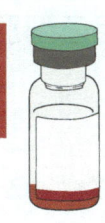

乙型肝炎疫苗——预防乙型病毒性肝炎

乙型病毒性肝炎是由乙型肝炎病毒引起的传染性疾病，主要通过血液与体液传播，其主要特点是容易转化为慢性感染状态，长期携带病毒，对肝脏造成持续性损伤。接种乙型肝炎疫苗，可以避免发生因乙型肝炎病毒感染导致的原发性肝癌。

免费

重组乙型肝炎疫苗

百白破疫苗——预防百日咳、白喉、破伤风

第四篇

百白破疫苗是百日咳、白喉、破伤风三联疫苗,它是由百日咳疫苗、精制白喉类毒素/抗毒素和破伤风类毒素按适量比例配制而成。接种白百破疫苗是预防百日咳、白喉、破伤风3种疾病的有效措施。

免费

吸附无细胞百白破联合疫苗

麻腮风疫苗——预防麻疹、流行性腮腺炎、风疹

麻疹、流行性腮腺炎和风疹是一类由病毒感染引起的呼吸道传染病,人是唯一宿主,传染性很强。接种麻腮风疫苗可预防麻疹、流行性腮腺炎、风疹3种传染病。

免费

麻腮风联合减毒活疫苗

疫苗可预防的疾病有哪些?

乙型脑炎疫苗——预防流行性乙型脑炎

第四篇

目前临床上对流行性乙型脑炎（简称乙脑）主要采取的是对症治疗和支持治疗，并无特效治疗药物。接种乙脑疫苗是预防和控制乙脑最有效的措施。由于乙脑的病死率可高达30%，不仅要按时给儿童接种疫苗，还要防蚊虫叮咬。

免费

乙型脑炎减毒活疫苗

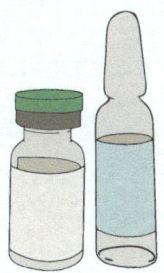

甲型肝炎疫苗——预防甲型病毒性肝炎

甲型病毒性肝炎简称甲肝,是由甲型肝炎病毒引起的经肠道传播的感染性疾病。甲肝一般是由摄入被污染的水或者食物引起的,所以即便接种了甲肝疫苗,也要注意个人饮食卫生。

`免费`

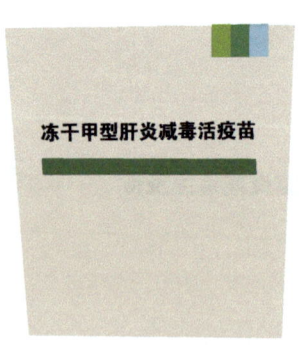

流感疫苗——预防流行性感冒

第四篇

流行性感冒（简称流感）是一种由流感病毒引起的严重危害人类健康的急性呼吸道传染病。接种流感疫苗是预防流感最有效的手段，建议儿童每年都去接种一次流感疫苗。

自费

四价流感病毒裂解疫苗

肺炎球菌疫苗——预防肺炎球菌性疾病

侵袭性肺炎球菌性疾病是导致全球 5 岁以下儿童死亡的主要原因。肺炎球菌疫苗对侵袭性肺炎球菌感染的有效性和良好的安全性已得到证实。

自费

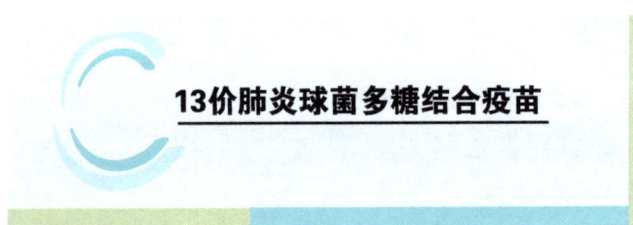

13价肺炎球菌多糖结合疫苗

疫苗可预防的疾病有哪些?

水痘疫苗——预防水痘

第四篇

水痘是由水痘-带状疱疹病毒初次感染引起的急性传染病。在没有疫苗的年代，人群普遍易感，而儿童是主要发病人群。现在水痘疫苗的接种对象为儿童和成人。

自费

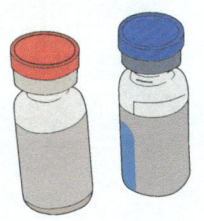

水痘减毒活疫苗

农村免疫接种知识手册

霍乱疫苗——预防腹泻

霍乱是由 O1 和 O139 型霍乱弧菌引起的以急性水样便为主要特征的肠道传染病。霍乱疫苗可预防由霍乱及产毒性大肠杆菌引起的腹泻。

自费

重组B亚单位/菌体
霍乱疫苗（肠溶胶囊）
儿童用

疫苗可预防的疾病有哪些？

带状疱疹疫苗——预防带状疱疹

第四篇

带状疱疹是由长期潜伏在身体内的水痘-带状疱疹病毒经再激活引起的感染性皮肤病。带状疱疹常发生于年龄较大、有免疫抑制或免疫缺陷的人群。接种带状疱疹疫苗是预防带状疱疹及其并发症的重要措施。

自费

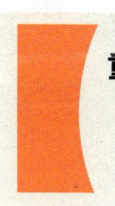

重组带状疱疹疫苗

轮状病毒疫苗——预防婴幼儿腹泻

轮状病毒感染在全球广泛流行,是引起婴幼儿感染性腹泻的主要病因。在婴幼儿中开展轮状病毒疫苗普遍接种对预防感染性腹泻具有良好的效果。

自费

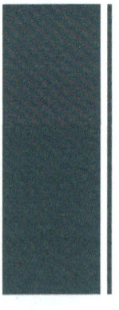

口服轮状病毒活疫苗

人乳头瘤病毒疫苗——预防宫颈癌

第四篇

目前,市面上有双价、四价和九价等 3 种人乳头瘤病毒疫苗,这种疫苗可以预防人乳头瘤病毒感染和其引起的宫颈癌。世界卫生组织(WHO)在其立场文件中指出,现已有证据表明,上述 3 种注册的人乳头瘤病毒疫苗在预防宫颈癌方面具有相似的效力。

自费

人乳头瘤病毒疫苗

肠道病毒 71 型疫苗——预防手足口病

肠道病毒 71 型（EV71）是人类肠道病毒的一种，可引起多种疾病，其中以手足口病最为常见。EV71 疫苗可有效预防 EV71 感染所致的手足口病。

自费

肠道病毒71型灭活疫苗

第五篇

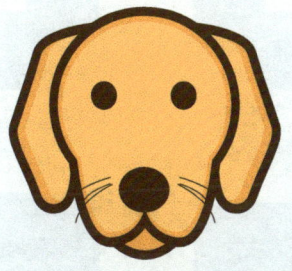

狂犬病免疫预防如何做？

狂犬病

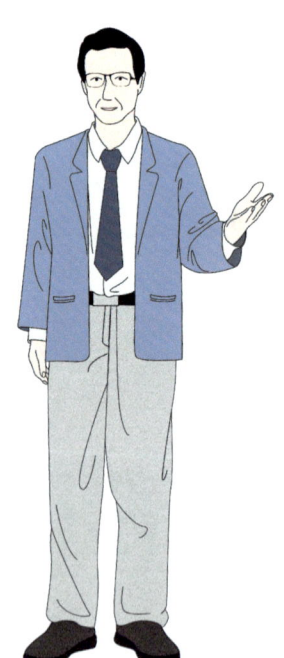

狂犬病是由狂犬病毒感染引起的一种动物源性传染病。根据患者临床表现可分为狂躁型和麻痹型两种,典型的狂躁型狂犬病临床表现主要为特异性恐风、恐水、咽肌痉挛、进行性瘫痪等。

目前,狂犬病尚缺乏有效的治疗手段,一旦发病,死亡率几乎是100%!

狂犬病免疫预防如何做?

狂犬病毒主要是通过狗传播给人类的。
被狗、猫、蝙蝠及其他野生哺乳动物咬伤或抓伤,要赶紧处理伤口,接种狂犬病疫苗。

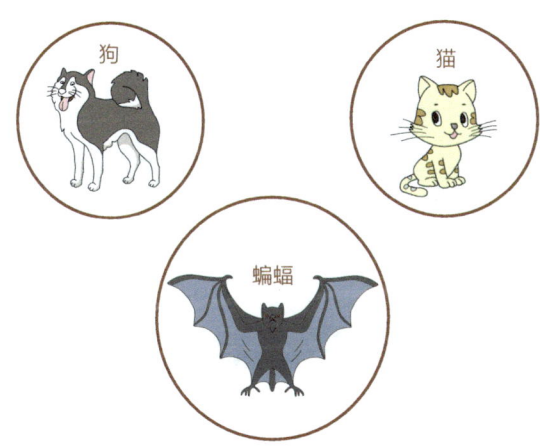

被老鼠、兔子、鸟、乌龟、蛇等咬伤或抓伤,一般不需要接种狂犬病疫苗,但需要避免伤口感染。

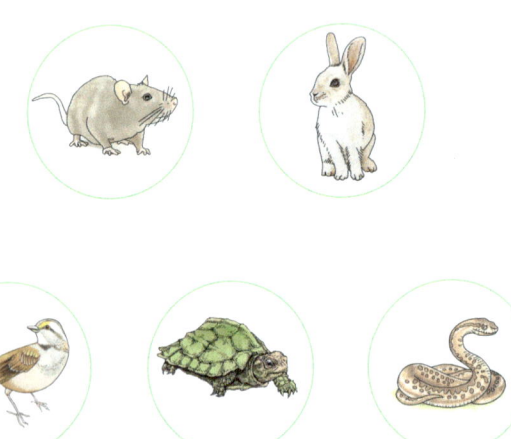

狂犬病暴露分级

Ⅰ级暴露 ✡

Ⅰ级暴露指有接触，但未受伤。这种伤口无须处理，人可以不打疫苗，建议立即清洗皮肤。

Ⅰ级暴露指符合以下情况之一：

★ 接触或喂养动物。
★ 完好的皮肤被舔。

Ⅱ级暴露 ✡

Ⅱ级暴露指没有出血，但有咬伤、抓伤。这种情况须接种狂犬病疫苗。

Ⅱ级暴露指符合以下情况之一：

★ 裸露的皮肤被轻咬。
★ 无出血的轻微抓伤或擦伤。

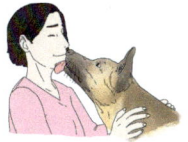
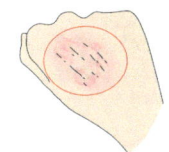

Ⅲ级暴露

Ⅲ级暴露指有出血性损伤或破损皮肤被舔。这时候人不仅要接种狂犬病疫苗,还要接种狂犬病被动免疫制剂。

Ⅲ级暴露指符合以下情况之一:

★ 单处或多处贯穿性皮肤咬伤或抓伤。

★ 破损皮肤被舔。

★ 开放性伤口、黏膜被动物唾液污染。

★ 直接接触蝙蝠。

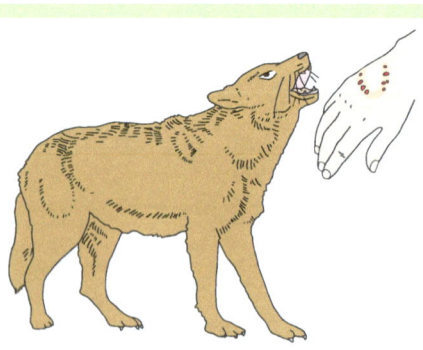

咬伤或抓伤的处理步骤

第一步：立即处理伤口 ★

用肥皂水（或者其他弱碱性清洗剂）与流动清水交替冲洗伤口，且至少冲洗 15 分钟。

第二步：消毒处理 ★

伤口彻底冲洗后，建议及时就医，有条件可以用碘伏、苯扎氯铵涂搽伤口以消毒。

第三步：尽快接种 ★

根据暴露级别，到正规医疗机构接种狂犬病疫苗甚至被动免疫抑制剂。

咬伤或抓伤的免疫接种程序

被抓咬以后,选择以下两种接种程序中的任何一种都可以,但是切记:每一针都要按时打!

5 针法 ⭐

被抓咬当天、第 3 天、第 7 天、第 14 天、第 28 天各接种 1 剂疫苗。

4 针法 ⭐

被抓咬当天接种 2 剂疫苗,第 7 天、第 21 天各接种 1 剂疫苗。

第六篇

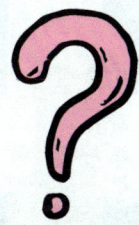

疫苗接种有哪些常见问题？

对蛋类过敏的儿童可以接种疫苗吗?

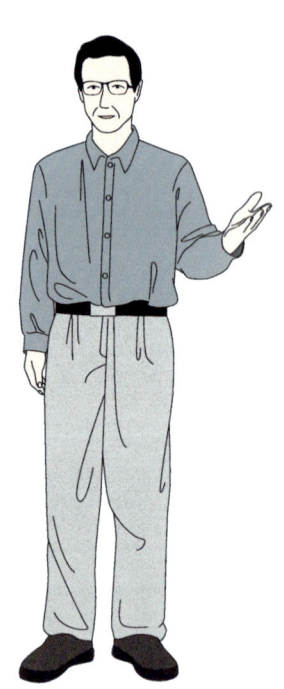

目前除黄热病疫苗属于禁忌接种外,对蛋类过敏的儿童可以按免疫程序接种其他疫苗。但存在蛋类严重过敏史的儿童,应在医疗机构的监护下接种。

疫苗接种有哪些常见问题?

第六篇

为什么接种完疫苗后要留观 30 分钟?

极少数人接种疫苗后可能会出现急性过敏反应、晕厥等情况,这些情况多发生在接种后 30 分钟内。如被接种人接种后按要求留观 30 分钟,这些情况一旦发生,医生就可以及时采取救治措施了。

请留观 30 分钟。
谢谢合作!

农村免疫接种知识手册

没按时接种疫苗怎么办？

应尽早去接种单位补种，一般补种未完成的剂次就可以了。

疫苗接种有哪些常见问题？

接种狂犬病疫苗期间还能接种其他疫苗吗？

接种狂犬病疫苗期间，可以按照免疫程序接种其他疫苗，但优先接种狂犬病疫苗。

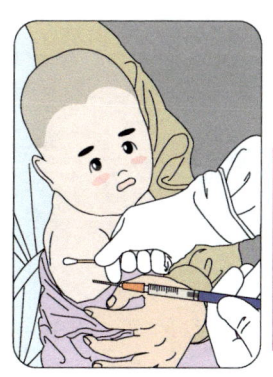

人用狂犬病疫苗

农村免疫接种知识手册

是不是接种了疫苗就不会得相关疾病了？

疫苗接种是预防和控制传染病最经济、最有效的手段，多数疫苗的保护率超过 80%，但成功率并非 100%。大量的研究证明，某人即使接种疫苗后发病，但相对于未接种疫苗者，其患病后的临床表现通常也要轻得多。

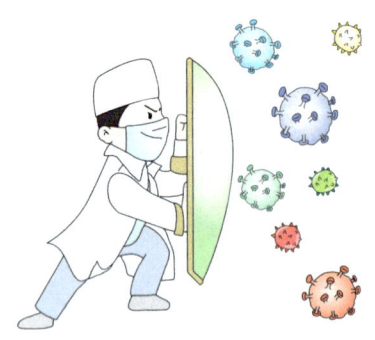

疫苗接种有哪些常见问题?

 第六篇

两种免疫规划疫苗可以同时接种吗?

现阶段,免疫规划疫苗均可按照免疫程序或补种原则同时接种。但是,须遵循以下原则:

★ 同时接种两种及以上疫苗时,应选择不同部位接种。

★ 两种及以上注射类减毒活疫苗如未同时接种,接种间隔不应小于 28 天。

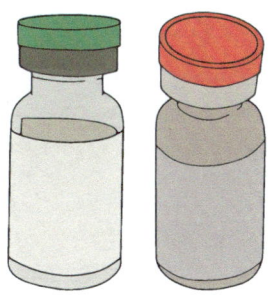

农村免疫接种知识手册

带着孩子去外地工作，这期间如何接种疫苗？

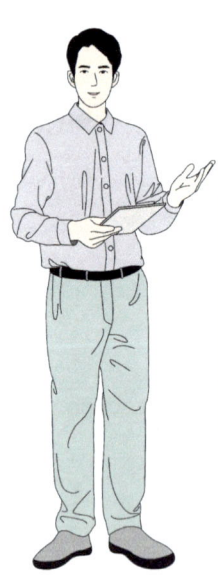

只要您带着预防接种证，就可以直接到新居住地的预防接种门诊办理预防接种手续，然后接种疫苗。

疫苗接种有哪些常见问题？

接种疫苗有风险吗？

由于疫苗是病毒、细菌等病原体经过灭活或减毒等方法制备而成，疫苗中所含的成分和受种者的个体差异，使得儿童在接种疫苗后有可能会出现接种反应。但发生接种反应的概率较低，以一般反应（如局部有硬结、轻度发热等）为主，异常反应（如支气管痉挛、肺气肿、气促等）发生概率很低。

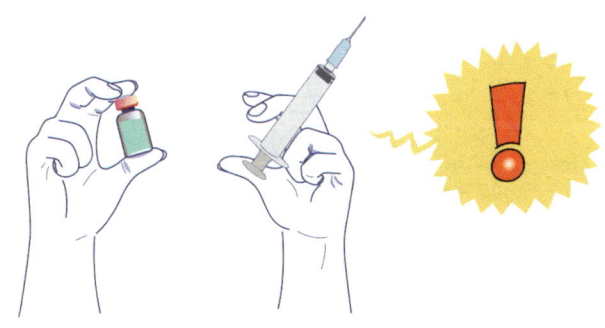

为什么有的疫苗接种1剂，有的疫苗要接种多剂？

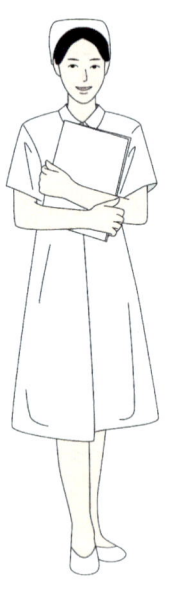

根据各种疫苗免疫程序，有的疫苗只需要接种1剂，如卡介苗等，但有的疫苗需要接种多剂，如乙肝疫苗等。这是为什么呢？

原因在于，每种疫苗上市之前，都要经过科学、严格的疫苗临床试验，才能得出接种几剂、多大剂量、间隔多长时间可以达到最佳免疫效果的结论。

疫苗接种有哪些常见问题?

 第六篇

国产疫苗和进口疫苗有何不同,如何选择?

我国上市后的所有疫苗都是经过国家严格检验且检验合格后才投入使用的,国产疫苗和进口疫苗的安全性和保护效果均已得到证实。在接种非免疫规划疫苗时,接种何种疫苗,家长可自行选择。

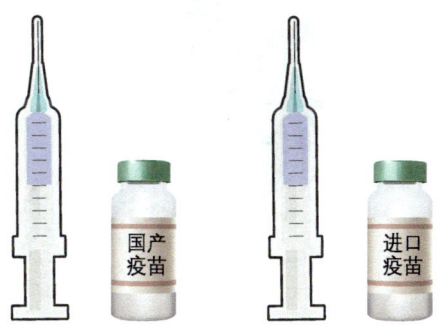

提前接种了某一种疫苗，是否会对儿童身体有伤害？

提前接种疫苗一般不会对身体产生伤害，但有可能影响疫苗的免疫效果。为了获得最佳的保护效果，最好按照规定的免疫程序接种疫苗。

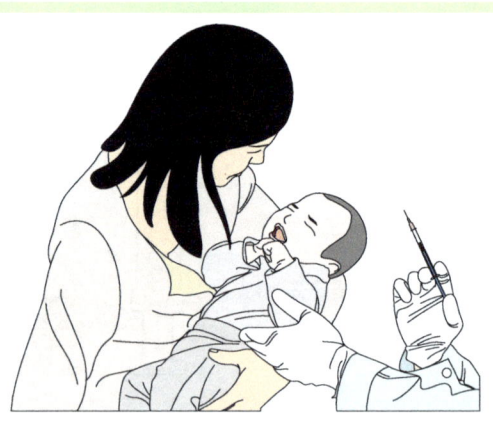

疫苗接种有哪些常见问题？

为什么儿童入托、入学要查验预防接种证？

第六篇

查验预防接种证，可以核实入托、入学儿童免疫规划疫苗接种的情况，及时补种疫苗，有利于提高适龄儿童国家免疫规划疫苗接种率。

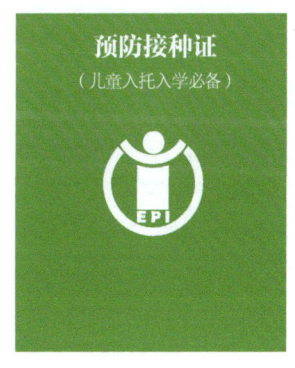

为什么有些疫苗需要加强免疫？

基础免疫所获得的特异性抗体,有些无须加强免疫;有些在体内只能维持一段时间,待身体内抗体浓度降低时,应再接种,加强免疫,再次刺激机体产生抗体,使抗体维持在足以抵抗病原体的水平。

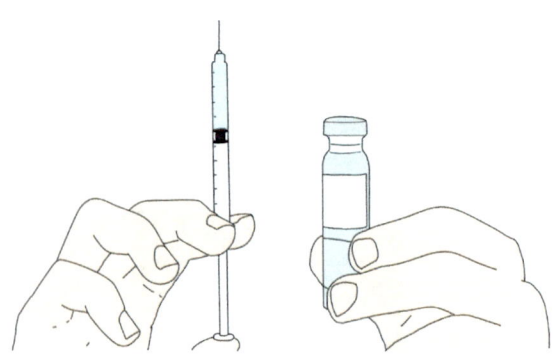

接种疫苗后出现发热如何处理？

第六篇

如果儿童接种疫苗后出现低热，但没有其他症状，只需要适当休息、多饮水即可，不需要做特殊处理，一般3天内可自愈。如果体温较高，或持续时间超过3天，或伴有其他症状等，可咨询接种医生或到医院就诊，排除是否为其他疾病导致的。

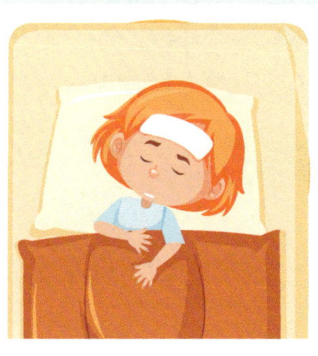

疫苗推迟接种会不会影响儿童健康?

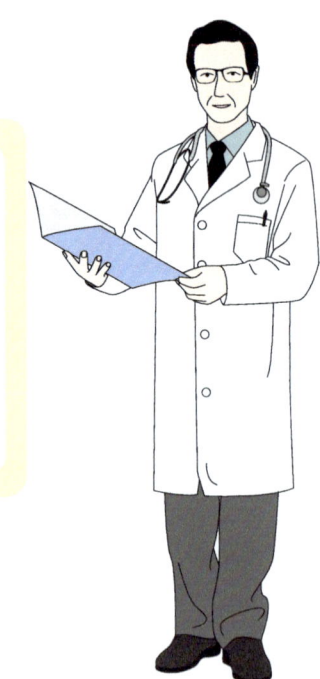

疫苗推迟接种一般情况下不会影响疫苗接种的效果,但有可能会增加因为没有得到及时保护而感染疾病的风险。对于特殊情况未按免疫程序接种疫苗的儿童,国家规定接种单位应尽早为其提供疫苗补种服务。